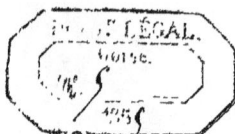

MÉMOIRE

RELATIF

A L'ÉPIDÉMIE CHOLÉRIQUE

OBSERVÉE DANS LE CANTON DE REVEL

(DÉPARTEMENT DE LA HAUTE-GARONNE)

PENDANT LES MOIS DE SEPTEMBRE ET OCTOBRE 1854:

PAR LE D.ᴿ ANTOINE PICCIONI.

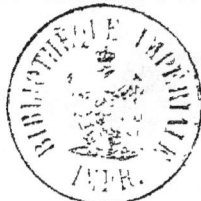

BASTIA,

CÉSAR FABIANI. IMPRIMEUR-LIBRAIRE

—

1854.

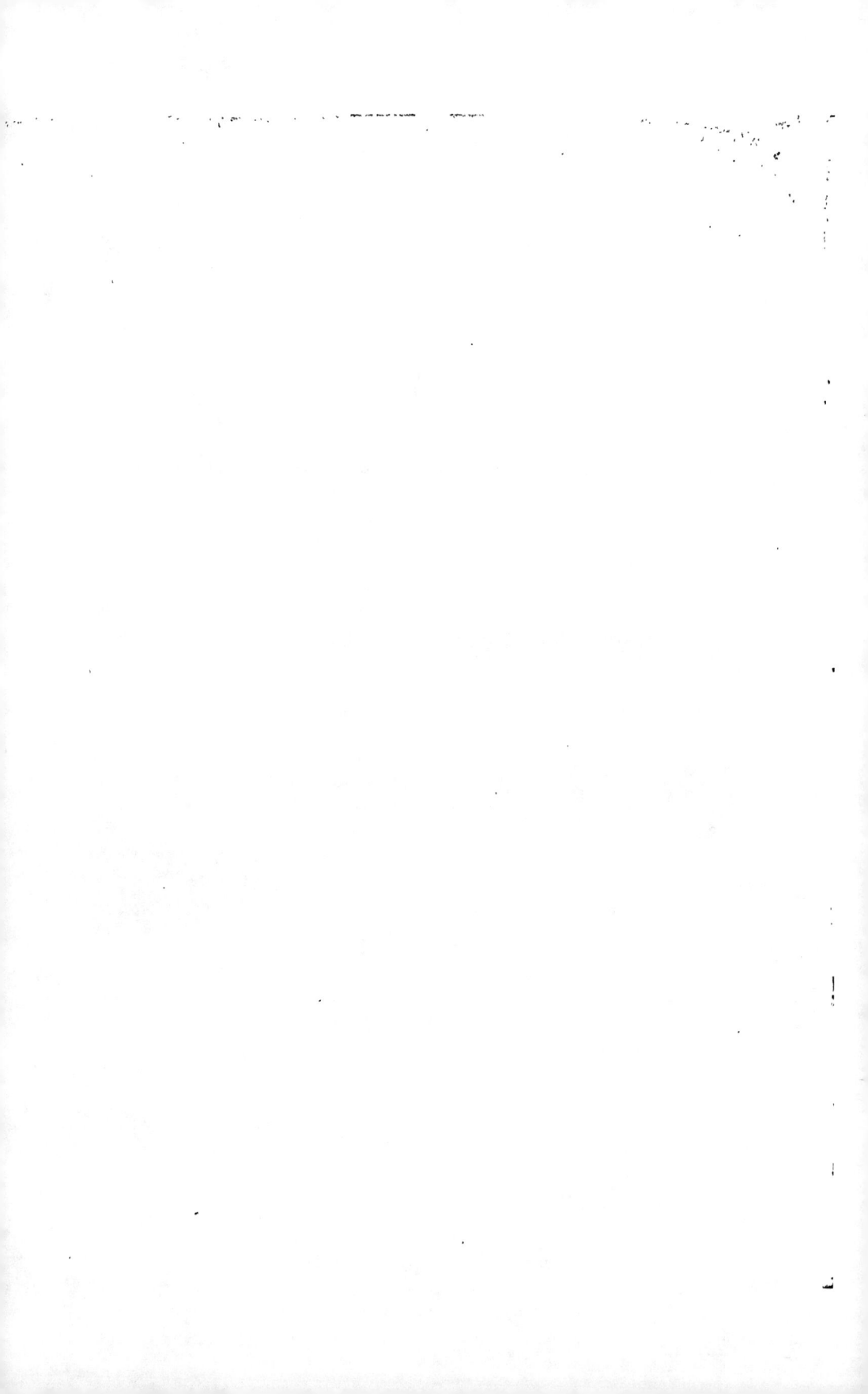

A M. le Dr Lautard,

Secrétaire perpétuel de l'Académie de Marseille,

témoignage d'éternelle gratitude.

Ant. Picciani, D. M.

AVANT-PROPOS.

En livrant à la publicité ces courts aperçus sur le Choléra, je le fais sans aucune prétention. Mon unique but est de venir en aide à mes concitoyens de toutes les conditions, afin d'essayer de les familiariser avec un hôte aussi importun !

Si j'avais dû publier un Mémoire académique, il m'aurait fallu trop de temps, de recherches, de corrections et de détails, aux honneurs desquels mes modestes occupations de *villain* ne me permettent plus d'aspirer.

O vous qui lirez ceci, soyez donc très-indulgents !

Revel, 12 octobre 1854.

MÉMOIRE.

CHAPITRE PREMIER.

Il faut s'attacher à prévenir le développement des maladies que l'on ne peut pas guérir.

De ce nombre est le Choléra-Morbus, porté à son plus haut degré d'intensité pernicieuse et vulgairement appelé *foudroyant!* — tel que j'ai eu occasion de l'observer dans la présente invasion du canton de Revel.

Cette affection meurtrière tient jusqu'à un certain point le milieu, par sa nature autant que par ses caractères pathognomoniques, entre le ty-phus et la fièvre pernicieuse, considérés, à juste titre, comme ses frères germains dans le cadre nosologique.

Les observations cadavériques me manquent, jusqu'ici, pour pouvoir appuyer, par l'anatomie pathologique, cette manière de voir. Mais les caractères observés sur le vivant me portent à l'envisager ainsi.

En effet : *intoxication* commune aux deux premières maladies; *algidité, vomissements, mort violente*, caractère de la seconde; enfin, si, par une cause quelconque, le mal en question se prolonge — *état typhode* marqué, dans lequel, comme dans le *typhus* proprement dit, les malades succombent au 7e, au 14e ou au 21e jour, ainsi que j'en ai observé, entr'autres, trois cas bien distincts.

Originaire de l'Asie, le Choléra a son berceau sur les bords marécageux des grands fleuves qui arrosent cette vaste contrée. Il parvient ordinairement jusqu'à nous, en suivant les routes battues par les grands corps d'armées prêts à s'entrechoquer; ainsi que les épidémies de 1832 et 1849 nous en offrent l'exemple. Et, fidèle à ses habitudes locales, il se plaît le long des cours d'eau, des flaques, des eaux stagnantes et des marais, alors que, surtout, les chaleurs caniculaires donnent à l'évaporation une plus grande intensité, comme si la vapeur d'eau était un élément indispensable à la diffusion et à l'action délétère de son horrible venin.

Tout cela, cependant, n'offre rien qui doive étonner l'observateur. — Ce qui doit nous étonner c'est que : une maladie contemporaine de l'homme, pour ainsi dire, puisant sa force dans toutes les violations des lois de l'hygiène, soit passée presque inaperçue jusqu'ici aux yeux éclairés des législateurs!

Depuis Moïse, en effet, jusqu'à la révolution de 1848..., je ne sache pas qu'aucune grande mesure ait été prise (hygiéniquement parlant) afin de protéger, d'une manière efficace, la vie des hommes. — Et c'est, en quelque sorte, naturel, car les nombreux partisans de Malthus (hommes d'État et hommes d'épée, de lettres et de cabinet) ne voyaient, apparemment, dans le fléau cholérique qu'un heureux auxiliaire des trônes et des institutions humaines......... Et les siècles, dits de *lumière*, ont offert l'affligeant spectacle dans lequel la vie des bêtes, parmi les animaux domestiques, était plus protégée que celle de l'homme, grâce aux intérêts privés !...

Tristement persuadé, en conséquence, que les peuples, alarmés par l'apparition presque périodique de ce grand fléau, attendront longtemps les secours de la législation pour les préserver d'un si grand mal, j'ai dû me demander si l'art de guérir n'avait rien à faire ni rien à dire, pour le moment, afin de sauvegarder de si chers intérêts, *nam agitur de pelle humanâ !*

Et j'ai naturellement pensé, que si l'on pouvait inoculer, pour ainsi dire, la cholérine, comme l'on inocule la variole et la varioloïde ou la varicelle, comme l'on inocule la vaccine, enfin, l'on pourrait espérer de sauver un grand nombre de victimes.

Dans le Choléra, effectivement, comme dans la petite vérole (dont les caractères s'identifient, par leur incurabilité réciproque, dans la plupart des cas) nous observons la plus grande mortalité ! — Et, avant la découverte de Jenner, les ravages causés par la petite vérole étaient de beaucoup supérieurs, toute proportion gardée, à ceux dont nous sommes douloureusement témoins aujourd'hui à l'occasion du Choléra !...

Eh bien ! rien n'est plus aisé, pour l'art de guérir, que de donner à toute une population (menacée par l'approche du Choléra) la cholérine préservatrice, à l'aide de l'observation, pendant trois jours, du régime diététique, de l'usage des boissons délayantes, et par l'administration, ensuite, d'un léger éméto-cathartique, composé de 120 centigrammes de poudre d'Ipécacuana et de 12 grammes de sulfate de soude, mêlés et divisés en 3 parties égales — à prendre le matin, à jeûn, à demi-heure de distance, chaque dose délayée dans un peu d'eau tiède ; sauf à doser cette médication pour les enfants, selon leur âge.

Par ce moyen, si simple, on balayera les voies digestives des impuretés qui les obstruent, on purifiera la masse du sang, surchargé parfois d'humeurs étrangères à sa constitution, et l'on effacera, en outre, la peur de la plupart des esprits, qui, dans les vomissements et les selles cholériques, prennent l'effet pour la cause et les symptômes pour la maladie!... portés, par conséquent, à s'effrayer à l'occasion de la moindre colique, du plus petit gargouillement, ou du plus léger malaise de l'estomac; — comme si la nature humaine pouvait enrayer tout-à-coup le jeu admirable de ses lois constitutives, pendant l'apparition d'une épidémie quelconque!!

Et, enfin, il n'est pas d'homme raisonnable, qui, le cas échéant, osât soutenir que celui qui, malgré cette providentielle médication, subirait l'action néfaste du choléra, serait aussi cruellement atteint que les autres, toutes choses égales d'ailleurs!

Je ferai observer, en dernier lieu, que j'ai eu moi-même, si mes souvenirs sont exacts, quatre ou cinq fois la cholérine (à Paris, à St-Cloud, à Avignon); je n'ai jamais éprouvé, cependant, les étreintes mortelles du choléra; — et le bon sens populaire parisien, malheureusement instruit par la grande mortalité de 1832, m'a surabondamment répété qu'il avait toute raison de considérer « la cholérine comme un préserva- » tif contre le choléra, pendant les invasions de ce fléau. »

Si l'on considère, maintenant, que l'un des caractères distinctifs de la cholérine consiste (pour parler le langage vulgaire) en un débordement de bile, se faisant issue par les voies naturelles; tandis que le choléra présente, au contraire, la suppression complète de la sécrétion bilieuse; — si l'on observe que, dans le choléra mitigé, toutes les fois que cette importante sécrétion est rétablie par l'administration d'émétiques et de purgatifs légers (ce qui se constate aisément par l'inspection des déjections des malades), l'on peut regarder ces mêmes malades comme hors de danger, on sera d'autant plus porté à bien peser les considérations qui précèdent.

D'un autre côté, quand on se rappelle que, dans les affections congénères, pour ainsi dire, du choléra, telles que le typhus et la fièvre pernicieuse, la nature et l'art triomphent, en partie, de ces maladies par la seule évacuation des matières putrides et bilieuses qui les accompagnent, l'on comprend mieux le rôle pernicieux que doit jouer, dans l'intoxication cholérique, la rétention de l'élément bilieux dans la masse des humeurs fermentescibles ! et jusqu'à quel point cette fâcheuse circonstance doit favoriser les ravages du mal asiatique dans l'économie humaine.

CHAPITRE II.

Pour tous ceux qui ont bien observé la marche de cette redoutable maladie, il demeure surabondamment prouvé que ses ravages, en général, sont d'autant plus considérables qu'ils s'exercent sur des populations pauvres, entassées, mal logées et mal nourries, dans de mauvaises conditions d'hygiène; et que la proportion de la mortalité, causée par ce fléau, penche de beaucoup du côté des classes souffrantes......

Ce qui conduit à penser que plus l'économie humaine est abreuvée de sucs mal élaborés et d'humeurs putrescibles, plus le levain cholérique y exerce de dégâts.

En présence de faits aussi incontestables, il sera facile de faire comprendre aux classes ouvrières la nécessité qu'il y a, pour elles, d'éliminer les mauvaises humeurs de leur économie, à l'aide du moyen susindiqué, qu'elles obtiendront, chez tous les pharmaciens, pour la modique somme de quelques centimes!

En effet, si pour se garantir des incendies, à domicile, auxquels elles sont exposées, surtout en hiver, elles ont soin de faire ramoner, une fois par an, leurs cheminées à cause du combustible qu'elles y brûlent, et pour se chauffer et pour les besoins du ménage, à plus forte raison devront elles balayer, pour ainsi dire, leur tube digestif des impuretés qu'y laissent la *combustion* ou la *fermentation* des aliments dont elles font constamment usage pour leur nourriture quotidienne.

Il sera, de même, extrêmement facile de faire comprendre aux classes aisées l'utilité qu'il y a, pour elles, dans l'emploi d'un semblable moyen, en leur rappelant que, si elles sentent le besoin de faire nettoyer, plusieurs fois par an, les fosses d'aisance de leurs habitations respectives, elles ne peuvent pas raisonnablement, sans quelque danger, négliger cette sage mesure à l'égard de la fosse mobile et vivante que chaque personne porte, pour ainsi dire, en soi, dans cette partie du gros intestin appelée *S. Iliaque,* à cause de sa forme et de sa position anatomiques!

De plus, si nous examinons attentivement quels sont les moyens thérapeutiques qui réussissent davantage dans le traitement du Choléra mitigé, nous trouvons que ce sont précisément les évacuants, et parmi ceux-ci, au premier rang, l'ipécacuana et l'huile de ricin associé au sirop de gomme.

L'on a remarqué, en outre, que la *constitution médicale* bilieuse accompagne généralement les invasions cholériques; que cette maladie se développe, principalement, pendant les fortes chaleurs et sous l'action de vents brûlants, quoique de leur nature humides; que le caractère dominant de cette épidémie c'est le *gastricisme* accusé par la dispepsie, l'état saburral de la langue, l'ardeur d'estomac, la soif, le ballonnement du ventre, les nausées, les vomissements, les selles diarrhéiques, etc....... Enfin, par un état du ventricule désigné sous le nom générique de *gastrite* par l'ancienne et savante école physiologique, et par celui d'*embarras gastrique* par une école médicale plus ancienne encore! — Le Dr Gendrin professeur de Clinique interne à l'hôpital de la Pitié de Paris, professait naguère, à ce propos, cette dernière opinion; et, mille fois, il nous a démontré par l'expérience, au lit des malades, alors même qu'il existait de la fièvre, que, à l'aide d'un *éméto-cathartique*, il envoyait ces gastrites-là dans le pot-de-chambre, le lendemain de l'entrée des malades, ainsi affectés, à l'hôpital, pour me servir ici de son ironique expression.

Je crois inutile de faire observer, à cette occasion, que ceux qui, par des raisons diverses, se sont préalablement purgés dans le cours de la présente épidémie ont, en général, échappé au fléau.

Dirai-je, encore, que les maladies régnantes, que l'on a observées pendant cette affligeante circonstance, ont été principalement : les suettes, les catarrhes intestinaux et les cholérines? — comme si l'économie humaine avait eu une tendance marquée à éliminer l'agent toxique en question, par ses émonctoires les plus naturels, qui sont : la muqueuse digestive et la peau!....... Je craindrais, effectivement, de me répéter, en disant de nouveau, que tous ceux qui ont soigné ces diverses affections, généralement bénignes, ont également évité le fléau, et que les moyens qui ont le mieux réussi pour les combattre ont été encore les évacuants.

D'où je suis porté à conclure que le Choléra n'est dans la nature, après tout, qu'un agent d'ordre providentiel! — Il rappelle aux hommes, un peu durement, il est vrai, « qu'ils ne sauraient longtemps préten- » dre à l'existence ici-bas, à moins d'observer plus attentivement qu'ils » ne le font les lois naturelles, dans l'usage des *ingesta*, des *circumfusa* » et des *applicata*. » Ce qui revient à dire, en d'autres termes, que l'homme doit user avec intelligence des aliments, comme des boissons et des médicaments; de l'air qu'il respire, comme de l'appartement dans lequel il vit; des habillements dont il se couvre, comme des bains de propreté, etc., s'il veut vivre sur terre le temps ordinaire qui lui a été assigné par son Créateur.

APPENDICE.

—

Si j'avais dû écrire le Mémoire qui précède, uniquement pour des médecins, j'aurais pu ajouter les considérations ci-après.

Le phénomène le plus alarmant que j'ai observé chez les malades affectés du choléra asiatique *vrai*, consistait principalement dans l'absence du pouls et l'état comateux.

Cette absence du pouls était, pour moi, le prélude navrant d'une mort certaine! — Chez une femme de 31 ans environ, par exemple, j'ai constaté l'absence du pouls pendant près de 18 heures! — J'obtins, par la suite, une faible réaction par l'application de douze cautères aux extrémités, d'après la méthode de Mayor de Lausanne. Mais, malgré tous mes efforts, la malade succomba le 7ᵉ jour, dans l'état comateux le plus complet. — La farine de moutarde n'a, dans de pareils cas, aucune action sensible sur la peau, alors même qu'on l'y maintient pendant 24 heures!

Aussi, l'état comateux sus-indiqué, observé chez les malheureux cholériques, me fait partager complètement l'opinion du grand Sydenham, le prince des médecins de la Grande-Bretagne, proscrivant l'opium et ses *composés*, comme des auxiliaires du mal, dans cette affection souverainement *toxique!* Et notez, s'il vous plaît, que Sydenham est l'heureux auteur du *laudanum* qui porte, à juste titre, aujourd'hui encore, son illustre nom!.........

Vous noterez, sans doute, cette circonstance avec d'autant plus de soin que, grâce à la peur publique, à l'absence du pouls et à l'état comateux (ou de mort apparente), offerts par les pauvres malades, plusieurs d'entr'eux, m'a-t-on assuré, ont dû être ensevelis vivants, contrairement, du reste, aux lois et aux réglements en vigueur chez les nations policées.

Ce soin sera, chez vous, d'autant plus naturel que l'on cite la conduite, digne d'imitation, d'un *croque-mort*, qui, mis en présence d'un aussi horrible spectacle (le mort se retourna dans sa fosse) a renoncé pour toujours à sa pieuse profession! — Et, si de pareils faits n'ont pas eu, heureusement, lieu dans votre juridiction médicale, on les a observés, croyez-le, ailleurs. — Et le peuple observateur les a constatés et enregistrés au delà des Alpes, par exemple.

Les vomissements sympathiques, les selles de nature *sui generis*, semblables à de l'eau amidonnée, les crampes convulsives et en quelque sorte tétaniques, observés chez les malades en question, me portent à penser que l'empoisonnement miasmatique dont il s'agit est consommé dès la première apparition des symptômes, cités plus loin, et qui paraissent le résultat logique de l'ébranlement produit sur les centres nerveux par l'action du poison asiatique!

Je note, pour mémoire, la complication vermineuse, que l'on a généralement observée à l'occasion de l'invasion cholérique dont je parle, attendu qu'elle me paraît une simple conséquence du mauvais état du tube digestif chez les malades; on en a vu plusieurs, en effet, rendre des ascarides-lombricoïdes jusque par la bouche!

Ceci confirme pleinement, à mes yeux, la remarque vulgaire faite, à des milliers de lieues de distance, sous les latitudes les plus diverses, dans le courant de la présente année, à savoir, que les victimes infortunées du choléra ont été généralement choisies, ai-je dit, parmi cette portion de la *vile multitude,* dont les privations, les souffrances, la misère et la mauvaise nourriture n'avaient jamais été portées si loin dans les années antérieures.

Je livre ces dernières considérations à messieurs les économistes politiques de tous les rangs et de toutes les couleurs, en ajoutant :

Vous vous tourmentez vainement! Vous vous usez en efforts inutiles ! Pour rendre les peuples parfaits, aimant l'ordre, le travail et......, dans l'amour saint de la vertu....., une sage liberté, il faut leur procurer, d'abord, le confort domestique. Et, si Dieu, tout-puissant, n'a jamais prétendu faire briller le soleil sans la *lumière*, ne prétendez pas vous-mêmes, dans votre impuissance naturelle, faire briller d'un vif éclat la *lampe* humaine, sans huile!... — Or, la lampe, ici, c'est l'intelligence de l'homme, et l'*huile*, précisément, le confort domestique consistant dans l'usage sobre et modéré des choses indispensables à la vie........

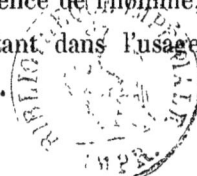

www.ingramcontent.com/pod-product-compliance
Lightning Source LLC
Chambersburg PA
CBHW050409210326
41520CB00020B/6527